KB151184

하루 6분
시력 회복법

하루 6분 시력 회복법

가미에 야스히로 지음 | 정난진 옮김
혼베 가즈히로 감수(일본안과학회 인증 전문의)

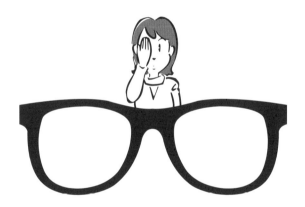

국일미디어

이보다 더 간단한
시력 회복법은 없다

라식 수술을 하면 확실히 시력이 좋아진다. 하지만 비용 면이나 안정성 등을 고려하지 않을 수 없다.

시력을 좋아지게 해 주는 고가의 기계도 있는데, 눈만 좋아진다면야 비싸도 구매하겠다는 사람이 많다.

하지만 시력 회복은 불가능하다고 생각하여 지레 포기하고 안경이나 콘택트렌즈에 의존하는 사람이 대부분일 것이다.

간단한 훈련만으로 시력이 회복된다면 얼마나 좋겠는가.

1.2까지는 바라지 않더라도 맨눈으로 일상생활을 할 수 있을 정도만 되면 좋겠다고 생각해 시력 관련 책을 구입한 사람도 있을

것이다. 그러나 책에 나와 있는 대로 따라 해 봐도 시력 회복에 도움을 받지 못한 사람이 많다. 나도 그런 사람 중 하나였다.

그래서 나는 직접 오랜 시간을 들여 시력 회복법을 연구하기 시작했다. 나의 시력 회복을 위한 기본 콘셉트는 다음과 같다.

- 간단하다
- 효과가 즉시 나타난다
- 시간이 걸리지 않는다
- 돈이 들지 않는다
- 주변에 있는 물건으로 할 수 있다

또한 나의 시력 회복법은 '안경을 착용하지 않고 운전하는 것'을 목표로 삼았다.

아무리 노력해도 나아지지 않는 시력 회복법은 잠시 접어두자.

하루 6분 시력 회복법은 시력이 0.1이라면 1회만 해도 나안시력이 좋아진다. 시력이 좋아진다는 것이 1회만 해도 1.0 수준으로 올라간다는 것은 아니지만, 하기 전보다 맨눈으로 보았을 때 눈이 확실히 잘 보이게 된다.

1회만 해도 시력이 좋아진다는데, 바쁘지만 어떻게든 하루에 6분만 시간을 내어 이 책에서 제시하는 시력 회복법을 시도한다면 맨눈으로 일상생활을 하는 것도 가능하지 않을까?

이번 기회를 통해 하루 6분 시력 회복법을 소개할 수 있어 감개무량하다. 반드시 시도해서 좀 더 나은 시력을 유지하기 바란다.

가미에 야스히로

[목차]

4장 | 시력 회복법의 가능성

후기

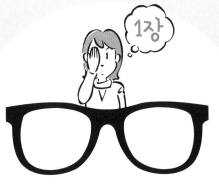

6분 시력 회복법의
기본 이론

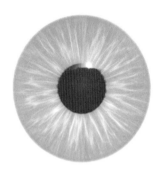

하루 6분이면
충분

시력 회복을 위해서는 인내심과 꾸준한 노력이 필요하다. 하지만 중간에 포기해 버리는 경우가 많다. 인내심과 노력에 비해 복잡하고 긴 시력 회복 방법이 대부분이었기 때문이다.

하지만 시력 회복 방법이 단순하다면 지치지 않고 오래 지속할 수 있다. 거기에 효과까지 나타나고 시력이 이전보다 좋아진다면 더욱 박차를 가하게 될 것이다.

돈이 드는 것도 시력 회복 노력을 방해하는 요인이 된다.

그리고 시간이 너무 걸리는 것도 문제다. 시력 회복을 위해 하루 30분 이상을 투자해야 하는 매뉴얼이 있었지만, 회복보다는 현재 시력을 유지하는 데만 하루 30분 이상 소요되다 보니 보통 사람들은 시도하기 어려운 일이라고 생각한다.

하지만 내가 권하는 시력 회복법은 하루 '6분'이면 충분하다.

시력 회복을 위해 사용하는 도구도 구하기 쉽다. 하루 6분 시력 회복법에서 사용하는 물건은 종이 한 장뿐이다. 이 책 권말에 시력표를 붙여 두었으니 오려서 사용하기 바란다.

나의 시력 회복법은 '안경을 착용하지 않고 운전을 할 수 있는' 정도로 회복하는 것을 목표로 연구 개발하였다.

요즘은 많은 사람이 운전면허(보통면허)를 가지고 있다. 시력이 좋지 않아 안경을 착용했다면 면허 조건에 '안경 등'이라 작성해야 한다. 그렇다면 안경을 쓰고 싶지 않아도 자동차를 운전할 때는 안경을 써야 한다.

나는 지금까지 시력 회복을 위한 책들을 여러 권 구입하여 읽어 보았다. 하지만 아무리 책에 쓰여 있는 대로 시력 회복법을 실천해 보아도 보통면허 취득·갱신 때 안경을 착용하지 않아도 될 만큼 좋아진 적은 없다.

어쩌면 내가 시도해 본 시력 회복법 중 보통면허를 취득할 때 안경을 착용하지 않아도 될 만큼 시력을 좋아지게 만들어 줄 것이 있었을지 모른다. 그러나 대체로 방법도 어렵고, 아주 오랫동안 계속해야만 결과를 얻을 수 있는 것들뿐이었다.

하루 6분 시력 회복법을 실천하면 한쪽 눈 시력이 0.1인 사람도 얼마 지나지 않아 아주 잘 보이는 것을 느낄 수 있을 것이다. 1회만 시도해도 나안시력이 좋아지는 경우도 있다. 눈이 잘 보이는 것을 확인하고 나서 매일 실천해 나가면 시력이 0.1인 사람도 빠른 시일 내에 분명히 0.5 정도까지 좋아질 것이다.

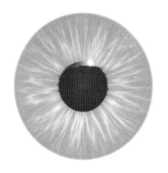

목표는
우선 0.7

근시를 정상 시력으로 회복시킬 수 있을까?

라식 수술을 하면 즉시 1.0 이상의 시력을 갖게 된다고 한다. 그러나 그런 비싼 수술을 받지 않아도 훈련만 하면 반드시 시력이 회복된다고 말하고 싶다.

다만, 나의 시력 회복법은 2주만 하면 시력이 1.0이 되어 그 후에는 아무것도 하지 않아도 1.0 이상의 시력을 유지할 수 있는 것은 아니다. 매일 단순하게 잠깐씩 하는 것만으로 0.5나 0.7 이상의 시력을 유지할 수 있는 것이 하루 6분 시력 회복법이다.

고등학교 3학년 때의 일이었다.

눈이 나빠 여름방학 때 종합병원에 갔더니 "이제 시력이 정착할 나이라 근시는 치료할 수 없어요. 안경을 착용하도록 하세요"라고 말하는 것이었다. 그때 의사도 안경을 착용하고 있었다. 근시는 치료할 수 없다는 것이 보편적인 이론이라고 생각했다.

나도 누군가 근시를 근본적으로 치료할 수 있냐고 물어본다면 완벽하게 가능하다고는 대답할 수 없다. 하지만 하루 6분 시력 회복법을 실천하면 0.1이었던 시력이 0.7이 될 수 있지만 아무것도 하지 않고 가만히 있으면 0.1 그대로일 것이다.

안과에 가서 시력검사를 하면 굴절도수라는 것을 측정하는데, 굴절도수의 숫자가 바뀌지 않으면 안과에서는 시력검사에서 아무리 작은 마크가 보여도 눈이 좋아졌다고 판단하지 않는 듯하다.

굴절도수란 초점거리 1미터가 1D(디옵터)로 정해져 있다. 근시의 디옵터에는 마이너스를 붙인다.

안과에서 나의 굴절도수를 측정해 보니 마이너스 3.0D 정도였다. 마이너스 3.0D면 30센티미터 앞의 물체까지는 보인다.

안과에서 시력검사를 했을 때 나의 시력은 0.2였는데, 몇 달 지나자 0.6으로 올라가 진단서를 써 달라고 했더니 0.6에 있는 글자나 숫자가 보인다고 해도 굴절도수의 숫자가 좋아지지 않았기 때문에 진단서를 써 줄 수 없다고 했다.

하루 6분 시력 회복법은 평소 0.1밖에 나오지 않는 시력을 매일 잠깐씩의 훈련으로 0.7까지 나오게 하는 것이다. 굴절도수의 숫자를 좋아지게 할 수는 없지만, 시력이 0.1인 사람도 0.7까지 좋아지게 된다. 그것만으로도 엄청나게 큰 효과라고 생각한다.

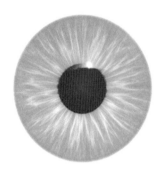

눈 나쁜 사람을 1.5로
만들면 노벨상감?

내가 시력 회복을 시도하게 된 계기는 어느 대학교수가 고안한 시력 회복법을 접하게 되면서부터였다.

　서른한 살 때 도쿄에서 지내다가 설에 고향집에 돌아갔을 때 친구가 "요즘 나가노 현에서 시력 회복법에 대해 쓴 책이 잘 팔리는 모양이던데, 너도 한번 시도해 보지 그래"라는 이야기를 들었다.

　그때 대학교수가 고안했다는 시력 회복법은 하루 2시간씩 2주간 계속 훈련하면 2주 만에 시력이 1.2~1.5가 된다는 것이었다. 서점에 책을 사러 갔을 때 그 책은 아주 잘 팔리는지 계산대 옆에 잔뜩 쌓여 있었고, 내가 보는 데서도 한두 사람이 그 책을 사고 있었다.

　나는 그 책이 잘 팔리는 걸 보고 그 책에 나온 시력 회복법을 따라하기만 하면 정말 2주 만에 시력이 1.2가 된다고 생각했다.

그 당시 근무하고 있던 회사에서 "책에 쓰여 있는 시력 회복법을 해 볼 생각이에요"라고 하자 I라는 동료 직원은 "그런 거 따라 하느니 차라리 콘택트렌즈를 착용하는 게 낫지 않아요?"라며 코웃음을 쳤다.

I는 평소에 콘택트렌즈를 착용하고 있어서 나는 그가 눈이 나쁜 줄 몰랐다. 회사에서 함께 여행을 갔을 때 도수 높은 안경을 쓰고 있는 걸 보고 I가 눈이 아주 나쁘다는 것을 알았다.

I의 말대로 "시력 회복법 같은 거 따라 하느니 차라리 콘택트렌즈를 착용하는 게 낫다"는 것도 사실 틀린 말은 아니다. 책에 적혀 있는 대로 따라 해도 진짜 시력이 좋아진다는 보장이 없었기 때문이다. 따라서 시력 회복 훈련 같은 것을 해도 결국은 헛수고일 테니 구태여 그런 거 하지 말고 콘택트렌즈를 착용하는 것이 낫다고 생각했을 것이다.

나는 그때 모 대학교수의 시력 회복법 책이 날개 돋친 듯이 팔리고 있었기 때문에 그 방법대로 하면 시력이 정말 1.2가 될 거라 믿었다.

그러나 책에서 하라는 대로 했고 심지어 2주만 해도 되는 훈련을 3주 동안이나 해 보았지만, 양쪽 눈이 0.05였던 시력은 오른쪽

0.06, 왼쪽 0.08이 되었을 뿐이다.

결국 나는 그 대학교수가 제시한 시력 회복법이 엉터리라고 생각하게 되었다.

계산대 옆에 책이 잔뜩 쌓여 있었고, 내가 보는 데서도 한두 사람이 그 책을 분명히 사갔는데 왜 효과가 없을까…….

"이 세상 사람 중 절반 이상은 눈이 나쁘잖아. 그러니 눈 나쁜 사람 시력을 1.5로 만들 방법만 찾아내면 떼돈을 벌 수 있지 않을까?", "아무리 눈 나쁜 사람이라도 시력을 1.5로 만들 수 있는 방법을 알아내면 큰돈은 물론 노벨상감일 거야"라고 어떤 사람이 말했었다.

이 책에서 내가 제시하는 방법은 하루만에 1.5로 만들어주고 그대로 시력을 계속 유지할 수 있는 것은 아니기 때문에 노벨상하고는 거리가 멀다.

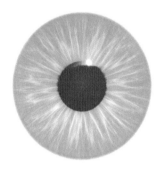

라식 수술이
답인가?

인터넷 검색창에 '시력 회복'이라고 치면 연관 검색어로 '라식'이 뜬다. 라식은 근시를 레이저 치료로 좋아지게 하는 수술이다.

　일단 근시가 되면 시력은 쉽게 좋아지지 않는다. 그러나 라식 수술을 하면 하루 만에 1.0 이상이 된다. 하지만 일반적으로 눈 수술은 겁이 나서 간단히 할 수 없는 것도 사실이다.

　《논어》에는 '내가 하고자 하지 않는 바는 남에게 억지로 시키지 말아야 한다[己所不欲 勿施於人]'는 말이 있다. 다시 말해, 나도 눈 수술을 하는 게 싫으면서 남에게는 꼭 하라고 권할 수 없다는 것이다.

　간혹 치과에 가서 사랑니를 뽑았다는 사람이 있는데, 내 생각엔 그냥 두어도 아무 문제가 없다면 굳이 뽑지 않아도 되지 않을까 싶다.

그 이유는 이를 뽑으면 피가 나거나 통증이 동반되기에 그것만으로도 큰일이라고 생각하기 때문이다. 주변에는 사랑니를 뽑고 고생한 사람을 쉽게 찾을 수 있다. 그러니 사랑니도 별다른 문제가 없다면 뽑지 말고 그냥 두는 것이 낫지 않을까.

나도 겁이 나서 사랑니를 뽑지 못하면서 다른 사람에게 권할 수는 없다. 영구치를 뽑으면 평생 다시 나지 않기 때문에 웬만하면 이는 뽑지 말도록 하자. 틀니, 보철, 임플란트 등을 하기보다 자신의 이를 그대로 유지하는 것이 가장 좋지 않을까?

눈의 경우도 수술을 하면 간단히 1.0 이상이 된다고는 하지만 수술하지 않고 매일 조금씩 훈련하는 것만으로 0.7 이상의 시력을 유지할 수 있다. 나는 꼭 필요한 경우에만 안경을 착용하며, 평소에는 맨눈으로 지내는 것이 가장 좋다고 생각한다.

운전면허를 갖고 있는 사람은 안경을 착용하지 않고 운전할 수 있는 것을 목표로 하루 6분 시력 회복법을 따라해 보기를 권한다.

내가 이 책에서 제시하는 하루 6분 시력 회복법을 시력이 0.1인 사람이 매일 계속한다면 안경을 착용하지 않고도 운전하는 것이 가능해질 것이다.

나는 보통면허를 소지하고 있는데 안경을 쓰지 않고 운전이 가능하게 되었다. 하루 6분 시력 회복법으로 시력이 0.7 이상으로 좋아졌다.

이것이 바로 내가 제안하는 시력 회복법의 요지이다.

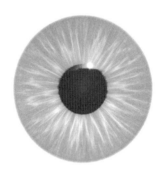

나에게 시력
회복법은 없다

나의 경우 시력이 나빠지기 시작한 것은 중학생이 되고 나서부터였다.

시력이 나빠지기 시작한 이유는 최면술 놀이가 계기였던 것 같다.

최면술 놀이를 할 때 감은 오른쪽 눈 위에만 전등을 비췄다. 너무도 재미있어서 정신없이 놀았는데, 그 때문에 내 시력은 좌우 모두 1.2~1.5 정도였다가 오른쪽 눈만 0.5가 되어 버렸다.

놀이를 그만두었지만 이미 나빠진 시력은 좋아지지 않았다.

스무 살이 되어 운전면허를 땄지만, 면허 조건으로 운전 중에 안경을 착용하는 것이 의무였다.

그 후 컴퓨터 관련 일에 종사하게 되었다. 눈을 쓰는 일을 계속한 결과 시력은 더욱 나빠지기 시작했다. 최악이었던 것은 서른한 살 무렵으로, 시력이 좌우 모두 0.05까지 떨어진 것이다.

나는 이대로는 곤란하다 생각하고 시력 회복을 위한 노력을 하기 시작했다.

　하지만 다양한 시력 회복법을 섭렵하고 그대로 실천했음에도 불구하고 좀처럼 좋아지지 않았다. 밤하늘에 빛나는 별이나 오랜 시간 멀리 있는 경치를 바라보기도 하면서 눈에 좋다는 음식을 찾아 먹었다. 시력 회복을 위해서라면 무엇이든 닥치는 대로 실천했다. 한 번은 오컬트 같은 염력치료를 받은 적도 있다. 그 정도로 나는 시력 회복이 절실했다. 하지만 시력 회복 방법은 무궁무진하기만 했고 내 시력은 좀처럼 좋아지지 않았다.

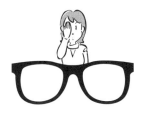

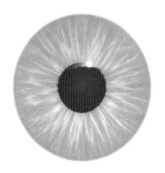

힌트는
중국의 가공

눈이 좋아지기 위해 많은 노력을 하던 과정에서 한 가지 효과 있는 것을 발견했다.

　그것은 기공 책을 통해 알게 된 손 흔들기 운동이다. 이 체조는 기공의 일종인 '스와이쇼'와 같은 것이다. 중국어로 '스와이쇼'란 '손을 흔들다'라는 뜻이다. 선 자세로 한쪽 손을 앞뒤로 계속 흔듦으로써 전신의 기와 혈액순환을 원활히 해 주는 것인데, 어깨 결림이나 두통을 완화시켜 준다. 또한 정장효과나 피부를 매끄럽게 해 주는 효과도 있다.

　기(氣)란 인간의 생명에너지를 말한다.

　손 흔들기 운동이 눈에 좋은 효과를 준다는 기록은 없지만, 나는 '전신의 혈액순환을 원활히 해 준다는' 것에 주목하고 싶다.

전신의 혈액순환이 잘되면 당연히 눈의 혈액순환에도 좋은 영향을 줄 것이다. 그렇게 되면 눈의 기능도 좋아질 가능성이 있다고 생각하여 나는 손 흔들기 체조를 시작했다.

결과는 내 생각대로였다. 손 흔들기 체조를 시작하기 전에는 오른쪽 눈 0.1, 왼쪽 눈 0.15였던 시력이 석 달 후에는 좌우 모두 0.2까지 향상되었다. 그래서 운전할 때 외에는 안경을 착용하지 않아도 그다지 불편하지 않았다.

그리고 그 이듬해에 운전면허를 갱신할 때 시력검사를 받았는데, 맨눈으로 0.5까지 볼 수 있다는 것을 확인하였다.

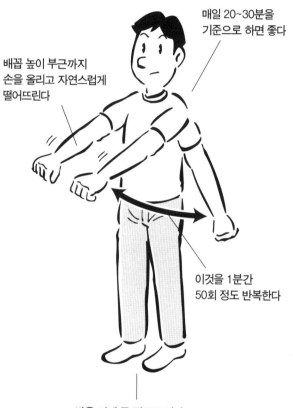

매일 20~30분을
기준으로 하면 좋다

배꼽 높이 부근까지
손을 올리고 자연스럽게
떨어뜨린다

이것을 1분간
50회 정도 반복한다

발을 어깨 폭 정도로 벌리고,
좌우 발끝을 평행이 되게 한다

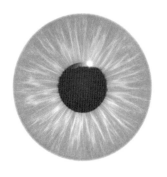

0.1 → 0.2 → 0.5까지
회복

확실히 손 흔들기 운동은 건강을 유지하는 효과를 발휘했다. 배변 활동도 원활해지고 혈압도 내려갔다.

무엇보다 하는 방법이 매우 간단하다. 발을 어깨 폭 정도로 벌리고 좌우 발끝을 평행하게 한 채로 서서 배꼽 높이 부근까지 손을 올리고 자연스럽게 떨어뜨린다. 이 동작을 반복하기만 하면 된다. 팔을 흔드는 기본 동작은 1분간 50회 정도.

나는 매일 이 체조를 20~30분을 기준으로 계속하였다.

그리고 이 손 흔들기 운동에 더하여 하루에 몇 차례 시력표의 마크(랜돌트 고리)를 보는 훈련도 했다.

이 방법은 텔레비전에 소개가 될 정도로 유명하다. 3미터 정도 떨어진 위치에서 일정한 밝기를 유지한 상태로 실시한다. 눈을 10

초 정도 감고 있다가 번쩍 뜬 다음, 눈을 가늘게 뜨지 말고 최대한 작은 마크를 봄으로써 눈에 좋은 자극을 주는 방법이다.

이러한 시력 회복법을 시도한 것은 손 흔들기 체조로 양쪽 눈의 시력이 0.2~0.3 정도로 향상되었을 무렵이었다.

아침저녁으로 하루에 2회, 5~10분씩 휴식을 취하면서 반복했다. 그 결과 시력은 더욱 좋아져 양쪽 눈 모두 0.5까지 회복할 수 있게 되었다.

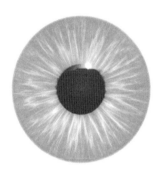

하루 6분 시력
회복법의 완성

그러나 나는 0.5에 만족할 수 없었다.

나의 목표는 어디까지나 양쪽 눈의 시력을 0.7 이상으로 회복시켜 운전면허증에서 '안경 등'이라는 조건을 삭제하는 것이었다.

그 후에도 손 흔들기 체조와 시력표를 이용한 회복법을 계속 실천했지만, 양쪽 눈의 시력이 0.5 이상으로 회복되지 않았다.

나는 더욱 열심히 방법을 찾았다. 시행착오의 연속이었다.

하지만 많은 시도가 나에게 어떠한 결론을 이루게 해 주었다.

① 손 흔들기 체조로 전신의 순환이 좋아진 것은 확실하다.

② 시력표를 보고 눈에 자극을 주면 효과가 있다.

①, ②번을 통해 몸의 순환기능이 정비되면 시력이 어느 정도 회

복된다는 것을 알게 되었다. 이는 다음과 같은 결론을 내리게 해 주었다.

③ 사물을 보는 기능을 얼마나 단련시키는지가 핵심이다.

이때 떠오른 것이 '하루 6분 시력 회복법'이다.

지금까지 나는 두 눈으로 시력표의 마크를 보았다. 이것을 한쪽 눈으로만 보면 어떻게 될까?

안과에서의 시력검사는 각각 한쪽 눈만으로 행해진다. 그걸로 미루어 보아 눈을 단련하는 훈련도 한쪽 눈씩 번갈아 가며 해야 효과가 있지 않을까 생각하게 되었다.

이러한 생각을 바탕으로 실천에 옮겨 보았다. 그러자 평행선을 더듬던 시력에 변화가 오기 시작했다.

시력표에서 3미터쯤 떨어진 곳에서 일정한 밝기를 유지한 상태로, 가능한 시선을 작은 마크에 모아 본다. 여기까지는 이전에 하던 방법과 같다.

다른 점은 손바닥으로 한쪽 눈을 가리고 다른 한쪽 눈으로 3분 정도 작은 마크를 본다는 것이다. 계속해서 반대쪽 눈도 똑같은 방법으로 가리고 3분. 좌우 눈을 한 번씩만 해도 효과는 충분히 나타난다.

이 '하루 6분 시력 회복법'을 실천해 본 결과 1주일 정도 지나자 보이는 것이 달라졌다.

그리고 '하루 6분 시력 회복법'을 시작한 지 한 달 반 후인 2007년 6월 26일. 나의 운전면허증에는 '안경 등 조건을 해제한다'는 내용이 기재되었다. 이날 받은 시력검사에서 나의 양쪽 눈 시력이 0.7로 인정되었기 때문이다.

이는 모두 '하루 6분 시력 회복법' 덕분이다.

나는 아주 간단한 방법으로 시력을 회복할 수 있다는 것을 증명했다.

그러면 다시 한 번 '하루 6분 시력 회복법'을 정리해 보자.

시력표 한 장만 있으면 간단히 단기간에 할 수 있는 방법이다.

① 안경이나 콘택트렌즈는 착용하지 않는다.

② 시력표를 준비한다(권말에 있는 그림 참조).

③ 햇빛이 잘 드는 방에서 시력표에서 3미터 정도 떨어진 곳에 선다.

④ 뚜렷이 잘 보이는 마크 중에서 가능한 작은 것을 오른쪽 눈으로 3분간 본다. 이때 왼쪽 눈은 손으로 가린다(오른손이든 왼손이든 상관없다).

※2분 30초 정도로는 그다지 효과를 기대할 수 없다. 디지털시계 등으로 3분 후에 알람이 울리도록 해 둔다.

⑤ 두 눈을 뜨고 잠시 휴식을 취한 다음 마찬가지로 왼쪽 눈으로 마크를 본다.

⑥ 하루 1회 실시하면 된다.

이제 어떻게 하는지 알게 되었을 것이다. 정말 간단하고 쉽게 할 수 있는 시력 회복법이다. 어쨌든 한 번 실천해 보기 바란다.

하루 이틀이 지나도 효과가 금방 나타나지 않을지도 모른다. 하지만 포기하지 말고 적어도 한 달 이상은 계속해 보자.

뭔가 보이는 것에 변화가 나타나면 분명히 여러분의 시력은 향상되기 시작했다고 할 수 있다.

1. 시력표를 준비한다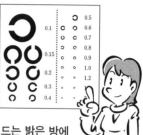

2. 햇빛이 잘 드는 밝은 방에서 시력표에서 3미터 정도 떨어진 곳에 선다

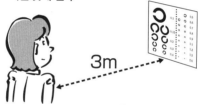

3. 손을 왼쪽 눈에서 5센티미터 정도 떨어뜨린 상태로 가린다. 다음에는 오른쪽 눈으로 확실히 보이는 마크 중에서 가능한 작은 것을 3분간 본다

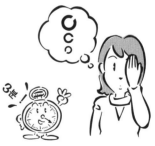

※타이머를 3분간 맞춰놓고 알람이 울리도록 하면 편하다

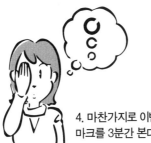

4. 마찬가지로 이번에는 왼쪽 눈으로
마크를 3분간 본다

5. 이상과 같은
방법을 하루 1회
실시한다

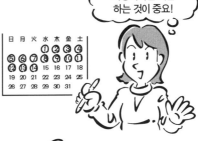

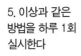

가까이 간다

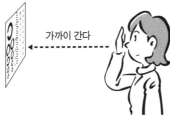

6. 3미터 떨어진 곳에서 마크가 잘 안 보
이는 사람은 보이는 위치까지 가까이 다
가가서 한다

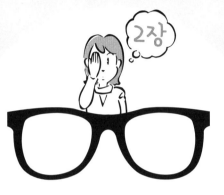

하루 6분 시력
회복법의 실천＋α

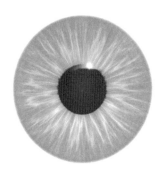

하루 6분 시력
회복법의 기본

다시 한 번 '하루 6분 시력 회복법'을 정리해 보고자 한다.

하루 6분 시력 회복법으로 시력을 좋아지게 하기 위해서는 다음과 같은 두 가지 기본적인 방법이 있다.

① 시력검사의 마크를 본다

시력검사 종이에서 3미터 떨어져 안경을 쓰지 않고 한쪽 눈으로 시력검사 마크를 본다.

방법은 왼쪽 눈을 손으로 가리고 오른쪽 눈으로만 가능한 시력검사표의 작은 마크를 보도록 한다. 특히 눈을 심하게 깜박거리지 말고 오른쪽 눈만 천천히 깜박거리며, 눈을 가늘게 뜨지 말고 3분간 눈에 보이는 마크 중 가장 작은 마크를 본다.

3분이 지나면 양쪽 눈을 잠깐 쉬게 하고 눈을 바꾸어 왼쪽 눈도 같은 방법으로 한다.

왼쪽 눈도 3분 동안 진행하고 나면 두 눈을 모두 뜬 채 5초 정도 쉬면 끝이다.

나는 여러 가지 방법을 시도해 보았지만 '3분'이 가장 효과적이었다. 타이머 등을 세팅해 놓고 시도해 보자. 3미터 떨어진 곳에서 마크가 보이지 않는 사람은 가까이 다가가 보거나 빛의 점을 보는 방법도 좋다.

【시력검사의 마크를 본다】

*보는 방법은 본문을 참조하기 바란다

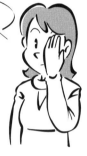

가능한 작은 마크를 보는 것이 포인트예요.

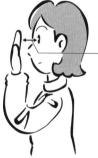

손을 눈앞 5센티미터 정도에 둔다

② 빛의 점을 본다

밤에 방 안 전등을 끄고 한쪽 눈으로 전기제품의 램프 같은 붉은색 발광 다이오드를 보는 방법도 있다. 발광 다이오드에서 70센티미터 떨어져 손을 눈앞 5센티미터 정도에 두고 한쪽 눈을 가리고 다른 한쪽 눈으로 발광 다이오드를 본다.

그리고 3분 후 눈을 바꾸어 같은 방법으로 한다. 오른쪽 눈, 왼쪽 눈을 1회씩 한다.

집에 전기제품의 램프 같은 붉은색 발광 다이오드가 없는 사람은 양초를 사용하면 된다. 밤에 방 안 전등을 끄고 양초에 불을 붙인 다음 양초에서 2미터 떨어진 곳에서 한쪽 눈으로 양초 불빛을 보도록 한다. 한쪽 눈으로 양초를 보는 시간은 발광 다이오드 방식과 같다.

별을 유심히 보면 눈이 좋아진다는 말이 있는데, 별을 보는 것도 양쪽 눈이 아니라 한쪽 눈으로 보는 것이 효과적이다. 굳이 별이 아니더라도 어두운 곳에서 빛나는 점을 보면 별을 보는 것과 비슷한 효과가 있다. 하지만 별은 날씨에 따라 보이기도 하고 보이지 않기도 하니 매일 볼 수 있는 발광 다이오드로 시력 회복법을 하는 것이 좋다.

【빛의 점을 본다】

● 방을 어둡게 하고 한쪽 눈으로 전기제품의 발광 다이오드를 보는 방법이다

● 발광 다이오드에서 70센티미터 정도 떨어져 시력표를 볼 때와 마찬가지로 한쪽 눈으로 빛나는 점을 본다

● 한쪽 눈으로 3분씩 진행한다. 오른쪽 눈, 왼쪽 눈 1회씩 한다

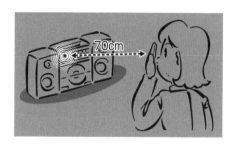

● 발광 다이오드가 붙어 있는 전기제품이 없는 경우에는 양초를 사용해도 된다

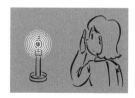

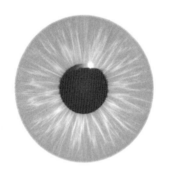

0.1 이하 시력을 위한
효과적인 방법

그러면 시력이 0.1 이하인 사람은 어떻게 하면 좋은지 효과적인 방법을 소개할까 한다.

　나는 시력 회복을 위한 세미나를 열 때마다 참가자들에게 설문 조사를 한다.

　"시력이 회복될 수 있다고 생각하십니까?"라는 질문에 시력이 0.1 이상인 사람들은 전원이 "회복될 수 있다고 생각한다"라고 대답했지만, 시력이 0.05 이하인 사람들은 "회복될지 어떨지 모르겠다"라고 대답한 사람이 압도적이었다. 당연한 일이다.

　나는 세미나에서 한쪽 눈으로 시력검사 마크를 보는 방법을 설명했다.

　시력이 0.1 이상인 사람은 시력검사 종이에서 3미터 떨어진 곳에서 0.1 마크가 보인다.

0.1 마크가 보이지 않는 사람은 빛의 점을 보는 방법을 사용하면 된다.

나도 시력이 0.1 이하였을 때는 별을 가만히 응시하면서 시력회복을 경험했다.

한때는 전화카드 구멍을 통해 선향 불빛을 보는 훈련을 했는데, 선향을 사용하는 것이 번거로워 발광 다이오드를 보는 방법으로 바꾸었다.

이처럼 0.1 이하인 사람은 어두운 곳에서 한쪽 눈으로 빛의 점을 보면서 시력을 올린 후 시력이 0.1 이상 되었을 때부터 시력검사 마크를 보는 방법으로 바꾸면 된다.

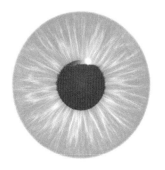

안구 운동

시력을 회복하고 싶은 사람들에게 추천해줄 수 있는 눈이 좋아지는 방법이 그밖에도 여러 가지가 있다.

　먼저 안구 운동이 있다.

　① 안구를 상하좌우, 대각선, 회전 등의 운동을 한다.

　② 안구를 위로 치떠 6초간 정지한다.

　③ 안구를 왼쪽으로 몰아 6초간 정지한다.

　④ 안구를 아래로 내리떠 6초간 정지한다.

　⑤ 안구를 오른쪽으로 몰아 6초간 정지한다.

③ 안구를 왼쪽으로 몰아
6초간 정지한다

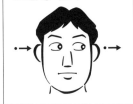

① 상하좌우, 대각선, 회전
등의 운동을 한다

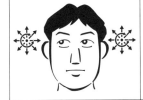

④ 안구를 아래로 내리떠
6초간 정지한다

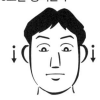

② 안구를 위로 치떠 6초간
정지한다

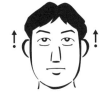

⑤ 안구를 오른쪽으로 몰
아 6초간 정지한다

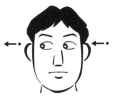

⑥ 앞의 과정을 4회 반복한다.

⑦ 안구를 오른쪽으로 몰았다가 바로 왼쪽으로 몰고 다시 오른쪽, 왼쪽을 10회 반복한다.

⑧ 안구를 위로 치떴다가 바로 아래로 내리떴다가 다시 위, 아래를 10회 반복한다.

⑨ 안구를 왼쪽 위로 비스듬히 최대한 몰아서 6초간 정지한다.

⑩ 안구를 왼쪽 아래로 비스듬히 최대한 몰아서 6초간 정지한다.

⑪ 안구를 오른쪽 아래로 비스듬히 최대한 몰아서 6초간 정지한다.

⑥ ②~⑤번을 4회
반복한다

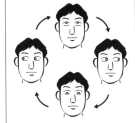

⑨ 왼쪽 위로 비스듬히
최대한 몰아서 6초간 정지

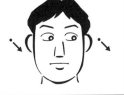

⑦ 오른쪽→왼쪽→오른쪽
→왼쪽 식으로 좌우운동을
빠르게 10회 반복한다

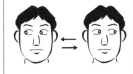

⑩ 왼쪽 아래로 비스듬히
최대한 몰아서 6초간 정지

⑧ 위→아래→위→아래
식으로 상하운동을 빠르게
10회 반복한다

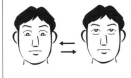

⑪ 오른쪽 아래로 비스듬히
최대한 몰아서 6초간 정지

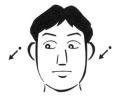

⑫ 안구를 오른쪽 위로 비스듬히 최대한 몰아서 6초간 정지한다.

⑬ 지금까지의 과정을 4회 반복한다.

⑭ 안구를 왼쪽 위로 비스듬히 최대한 몰았다가 바로 오른쪽 아래로 비스듬히 최대한 몰고 다시 '왼쪽 위로 비스듬히, 오른쪽 아래로 비스듬히'를 10회 반복한다.

⑮ 안구를 오른쪽 위로 비스듬히 최대한 몰았다가 바로 왼쪽 아래로 비스듬히 최대한 몰고 다시 '오른쪽 위로 비스듬히, 왼쪽 아래로 비스듬히'를 10회 반복한다.

⑯ 안구를 크게 오른쪽으로 10회 돌린다. 이때 집게손가락을 들어서 응시한다.

⑰ 안구를 크게 왼쪽으로 10회 돌린다.

⑫ 오른쪽 위로 비스듬히
최대한 몰아서 6초간 정지

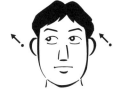

⑬ ⑨~⑫번을 반복한다

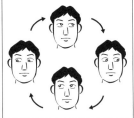

⑭ 왼쪽 위로 비스듬히→
오른쪽 아래로 비스듬히 식
으로 대각선운동을 빠르게
10회 반복한다

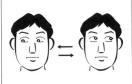

⑮ 오른쪽 위로 비스듬히
→왼쪽 아래로 비스듬히
식으로 대각선운동을 빠르
게 10회 반복한다

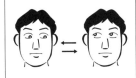

⑯ 오른쪽으로 크게
10회전

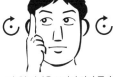

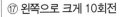

집게손가락을 보면서 하면 좋다

⑰ 왼쪽으로 크게 10회전

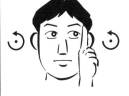

⑱ 안구를 한가운데로 몰아서 6초간 정지한다.

⑲ 안구를 미간을 향하게 하여 6초간 정지한다.

⑳ 안구를 코끝을 보도록 하여 6초간 정지한다.

㉑ 안구를 각기 바깥쪽으로 향하게 하여 6초간 정지한다.

㉒ 오른쪽 안구를 위로 몰리게 하고 왼쪽 안구를 아래로 몰리게 하여 6초간 정지한다. 이것은 쉽게 되지 않을지도 모르지만, 이미지로 눈을 향하도록 한다.

㉓ 오른쪽 안구를 아래로 몰리게 하고 왼쪽 안구를 위로 몰리게 하여 6초간 정지한다. 이것은 쉽게 되지 않을지도 모르지만, 이미지로 눈을 향하도록 한다.

집에서 할 경우 6초의 시간을 재는 방법은 시계의 초침 소리를 들으면서 하면 된다. 출퇴근 등 전철 안에서 할 경우는 정확히 6초가 아니어도 상관없다. 다만 안경이나 콘택트렌즈는 착용하지 말고 맨눈으로 하는 것이 원칙이다.

나는 이러한 안구운동을 매일 욕조에 들어가 있을 때 한다.

⑱ 한가운데로 몰리게 하여 6초간 정지

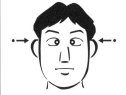

㉑ 각기 바깥쪽을 향하게 하여 6초간 정지

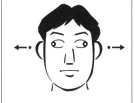

⑲ 미간을 향하게 하여 6초간 정지

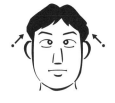

㉒ 오른쪽 안구를 위로 몰리게 하고 왼쪽 안구를 아래로 몰리게 하여 6초간 정지

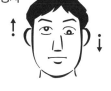

⑳ 코끝을 보도록 하여 6초간 정지

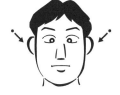

㉓ 오른쪽 안구를 아래로 몰리게 하고 왼쪽 안구를 위로 몰리게 하여 6초간 정지

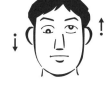

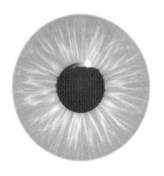

목욕을 하면서 즐기는
간단 안구 운동

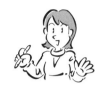

　다음으로 추천하고 싶은 시력 회복법은 뜨거운 물에 적신 수건으로 눈을 마사지하는 방법이다.

　목욕하는 물보다 좀 더 뜨거운 40도 정도의 물에 수건을 적셔 눈에 대는 것이 좋다.

　수건을 대는 횟수는 눈이 따뜻해졌다고 생각될 정도인 10~15회 정도가 적당하다.

　이것을 하루에 한 번, 욕조에 들어갈 때마다 하면 눈의 피로도 풀리고 시력 회복에도 도움이 될 것이다.

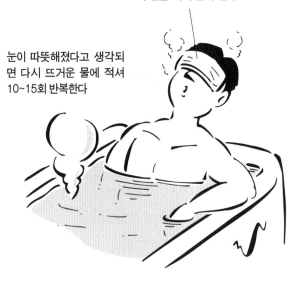

목욕하는 물보다 약간 더 뜨거운 40도 정도의 물에 수건을 적셔 눈에 댄다

눈이 따뜻해졌다고 생각되면 다시 뜨거운 물에 적셔 10~15회 반복한다

하루에 한 번, 욕조에 들어갈 때마다 하면 좋다

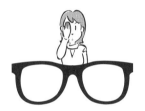

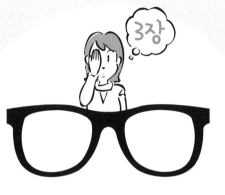

하루 6분 시력 회복법 실제 효과

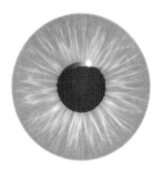

실제로
효과가 있다

내 사무실에는 '하루 6분 시력 회복법'을 직접 실천한 사람들에게서 온 편지가 산더미처럼 쌓여 있다. 나는 이 편지들을 소중하게 간직하고 있으며 앞으로도 연구에 참고하려 한다.

　편지에는 여러 가지 내용이 담겨 있다. 대부분 눈이 좋아져 기쁘다는 내용이 압도적이지만, 때로는 질문을 하기도 하고 의문을 품은 내용들도 있다. 그러나 많은 사람들에게서 편지가 왔다는 것은 나의 '하루 6분 시력 회복법'을 실천하고 있는 사람이 많다는 증거이기도 하다. 이 편지들은 나에게 너무도 큰 용기를 주고, 앞으로의 연구 과제 또는 힌트를 얻을 수 있는 기회가 된다.

　이번 장에서는 체험한 사람들의 생생한 목소리를 아주 일부만 소개해 볼까 한다.

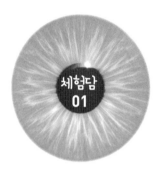

체험담
01

돈 한 푼 들이지 않고
좋아져서 너무 기뻐요

E군(17세, 고교생)

제 눈이 나빠지기 시작한 것은 중학교 때부터입니다.

처음으로 휴대전화를 갖게 되어 밤늦게까지 메일이나 인터넷을 한 것이 원인이었던 것 같습니다.

고등학교에 진학했을 무렵에는 오른쪽 눈이 0.1, 왼쪽 눈이 0.3 까지 나빠졌습니다. 선생님께 부탁해서 맨 앞자리로 옮겨 얼마간 은 맨눈으로 지낼 수 있었습니다.

그러나 동아리 활동 중에 크게 불편함을 느꼈습니다. 저는 농구부에 소속해 있었는데, 눈이 나빠서 골대와 상대 선수의 등번호가 뿌옇게 보였습니다. 시야도 좁아져서 사소한 실수가 많아졌습니다.

뭔가 좋은 방법이 없을까 해서 인터넷을 검색해 보았지만, 레이저치료나 건강식품 등 돈이 들어가는 것뿐이었습니다. 전 고등학생이었기에 그렇게 큰돈은 쓸 수 없었습니다.

그러던 중에 인터넷 검색을 하다가 우연히 '가미에 시력 회복법'이란 걸 보게 되었습니다. 집에서 간단히 따라 하면 근시가 치료된다는 것이었습니다. 시력 회복에 필요한 물건도 무료로 보내준다고 해서 바로 메일을 보내 시력 회복에 사용하는 물건을 받았습니다.

보내온 시력 회복법 중 가장 괜찮다고 생각한 것이 '하루 6분 시력 회복법'이었습니다. 하루 6분 시력 회복법은 시력검사 때 사용하는 시력표를 한쪽 눈으로만 보는 훈련이었습니다.

저는 시력표를 제 방 옷장 문에 붙여 놓았습니다. 시력표에서 3미터 떨어진 곳에 서서 한쪽 눈으로 20초씩 보았습니다. 각각 한쪽 눈으로 보고 좌우 눈을 보는 것을 1세트로 하여 3~4세트 반복했습니다. 아침에는 바빠서 할 수 없어 밤에 잠자리에 들기 전에 했습니다.

그러자 1주일 만에 0.2 정도 시력이 좋아진 걸 경험했습니다. 이렇게 간단하게 시력이 향상되는 것을 체험하고 스스로도 깜짝 놀랐습니다.

한 달 후, 선생님께서 자리를 바꾸시는 바람에 맨 뒷자리에 앉게 되었는데, 칠판에 쓰인 글씨가 보이는 것이었습니다. 동아리 농구 시합에서도 눈이 잘 보이지 않아 발생한 실수가 크게 줄었습니다.

6개월 후에는 오른쪽 눈 0.3, 왼쪽 눈 0.5라는 시력으로 확실히 정착했습니다.

앞으로도 꾸준히 '하루 6분 시력 회복법'을 실천하여 시력을 더욱 향상시킬 생각입니다.

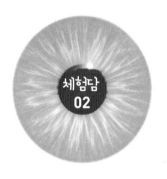

체험담
02

'면허 갱신'은 저에게
사활이 걸린 문제였어요

M씨(51세, 자영업)

저는 대학생 때 양쪽 눈 시력이 0.01까지 떨어져 지금까지 그 상태를 유지하고 있습니다.

　눈이 나빠진 원인은 장기 때문입니다. 대학생 시절, 거의 매일 밤 전기스탠드 하나만 켜놓고 장기판을 골똘히 들여다보며 장기 두는 방법을 소개한 책을 독파하곤 했습니다.

　시력이 0.01이면 안경을 착용하더라도 면허를 갱신할 때는 한쪽 눈 0.3, 양쪽 눈 0.7이라는 기준 마크가 보이지 않아 면허를 갱신할 수 없게 될지도 모릅니다. 그렇게 되면 자동차 운전을 할 수 없게 되어 업무적으로 큰 타격을 입게 될 수밖에 없었습니다.

　그래서 급한 마음에 서점에서 시력 회복에 관한 책을 여러 권 사와서 이런저런 방법을 따라 해 봤지만 눈이 좋아지지 않았습니다.

　그러던 차에 아는 분이 '가미에식 시력 회복법'을 가르쳐 주었습니다. 책에는 여러 가지 방법이 소개되어 있었습니다.

맨 처음에 시도해 본 것은 밤에 방 안의 전등을 끄고 전화카드 구멍으로 선향 불을 보는 방법이었습니다. 얼마 동안 해 보니 시력이 약간 좋아졌습니다.

효과가 있다는 것을 알고 다음으로 시도한 것이 '하루 6분 시력 회복법'이었습니다.

저 같은 고도 근시는 3미터 떨어진 곳에서는 시력검사 마크가 보이지 않습니다. 그래서 밤에 방을 어둡게 한 상태에서 전기제품 램프를 한쪽 눈으로 2~3분 동안 보는 훈련을 했습니다. 양쪽 눈을 번갈아 가며 했지요.

두 달 후 시력검사 마크를 두 배로 확대한 종이를 붙여 놓고 종이에서 2미터 50센티미터 정도 떨어져 보자 한쪽 눈으로 두 배 크기로 확대한 0.2 마크가 보이게 되었습니다. 이것은 저만의 방법이지만, 지금까지는 0.2 마크가 전혀 보이지 않았거든요.

앞으로도 게으름 피우지 않고 '하루 6분 시력 회복법'을 계속할 생각입니다.

방을 어둡게 하여 전화카드 구멍으로
선향 불을 보는 방법을 시도해 보았다

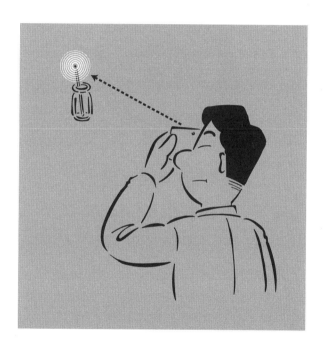

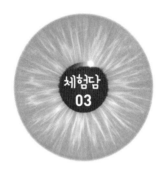

훈련을 계속하는 것이 중요해요

K씨(21세, 대학생)

한쪽 눈으로 시력표를 본다는 '하루 6분 시력 회복법'을 처음 해 보았을 때 금방 효과가 나타나는 것을 보고 솔직히 많이 놀랐습니다.

　그 무렵 제 시력은 왼쪽이 0.1, 오른쪽이 0.4, 양쪽 눈을 합쳐 0.4 정도였는데, 시력 회복법을 시도한 직후에는 시계(視界)가 밝아져 양쪽 눈을 합쳐 0.7 정도까지 보이게 되었습니다.

　그러나 향상된 시력이 몇 분밖에 유지되지 않고 얼마 지나자 또 다시 원 상태로 되돌아가 버렸습니다. 하지만 효과를 본 것은 분명했습니다.

　그때 이 훈련을 꾸준히 계속하기만 하면 잘 보이는 시간이 분명히 오래 지속될 것임을 확신하게 되었습니다.

　그 후 거의 매일 계속하여 1년이 지난 지금은 컨디션이 좋을 때는 양쪽 눈을 합쳐 1.0까지 확실히 보이고, 그 시간도 이전보다 길어졌습니다.

게다가 길을 걷다가 신호를 기다릴 때 먼 곳을 멍하니 응시하면 갑자기 초점이 맞아 마치 안경을 착용하고 있는 것처럼 뚜렷하게 보이는 일이 많아졌습니다.

이것은 분명히 훈련의 효과가 나타난 결과라고 생각합니다.

한쪽 눈으로 시력표를 보는 '하루 6분 시력 회복법' 이외에도 욕조 안에 들어가 있을 때 뜨거운 물에 적신 수건으로 눈을 따뜻하게 마사지하는 방법도 사용하고 있습니다. 그렇게 하면 눈의 피로가 사라져 욕조에 들어가기 전에는 보이지 않던 시력표의 작은 마크도 보이게 되었습니다.

이들 훈련은 시도한 직후에 바로 효과가 나타나며, 시간도 많이 걸리지 않기 때문에 지치지 않고 훈련을 계속할 수 있었습니다.

다음 면허 갱신 때까지는 '안경 등'이라는 조건이 붙지 않도록 앞으로도 훈련을 게을리하지 않을 생각입니다.

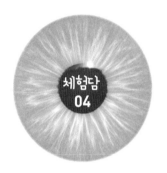

체험담
04

아들과 함께
시력을 회복했어요

O씨(33세, 주부)

저는 시력이 0.1도 채 안 되는 근시여서 아이들의 시력에 대해서만은 남달리 신경 쓰고 있었습니다.

　아들이 3세가 되었을 때 안과 검진을 받았는데, 아들도 근시 징후가 있다는 소리에 깜짝 놀랐습니다.

　그래서 눈이 나빠지지 않도록 하기 위해 텔레비전 시청 시간을 제한하거나 눈에 좋은 침 치료를 받게 하기도 했습니다. 하지만 이렇다 할 성과가 없었고, 이번 시력검사에서 또다시 안 좋게 나오면 어쩔 수 없이 안경을 맞춰 줘야겠다고 생각했을 즈음 인터넷을 통해 '하루 6분 시력 회복법'을 알게 되었습니다.

　즉시 이메일로 연락하여 방법에 대해 안내해 주는 편지를 받았습니다. 내용은 깜짝 놀랄 정도로 간단하였는데, 반신반의하는 마음으로 실천해 보았습니다.

그런데 한 달이 지났을 무렵부터 아들이 "엄마, 눈이 잘 보여요"라는 말을 하는 것이었습니다. 안과에 가서 시력검사를 받았는데, 세상에나!

시력이 0.3에서 1.0으로 좋아진 게 아니겠어요.

시력 회복 방법이 너무 쉽고 간단해서 특별히 무리하지 않고 계속할 수 있었던 것이 이런 좋은 결과를 가져온 게 아니었나 싶습니다. 저 또한 시력이 0.03에서 0.7까지 회복되었습니다. 아들과 전 지금 너무도 기쁘고 행복하답니다.

정말 감사드립니다.

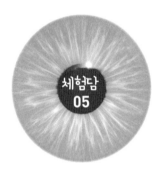

체험담
05

6분 시력 회복법 덕분에
기분이 날아갈 것 같아요

I씨(26세, 회사원)

먼저 결과부터 보고하겠습니다.

나안시력 0.05에서 0.08.

교정시력 0.6에서 0.8.

'하루 6분 시력 회복법'을 중심으로 눈이 좋아지는 훈련을 매일 실천하고 있습니다. 처음에는 반신반의했지만 이렇게 간단한 방법으로 확실히 눈에 효과가 나타난다는 것이 정말 신기했습니다. 그리고 계속하는 동안 기분도 즐거워져 심신이 편안한 시간이 늘어나고 있다는 것을 몸소 체험하게 되었습니다.

최근에는 시력표의 마크만이 아니라 간판 등을 한쪽 눈으로 보고 있으면 5분 정도 만에 초점이 맞춰지기 시작합니다. 몇 번 계속하면 확실히 보이는 시간도 길어집니다.

또 어두운 곳에서 책을 읽어도 책에 의한 반사 없이 눈이 전혀 피로하지 않습니다. 언젠가는 어두운 곳에서 책을 읽었는데, 누군가로부터 그러면 눈이 나빠진다며 잔소리를 들은 적도 있습니다. 그래서 사정을 설명했지만 이해하지 못하는 눈치였습니다. 그 이후부터는 아무도 없는 곳에서 훈련을 계속하고 있습니다.

욕조에 들어가 뜨거운 물에 적신 수건을 눈에 대면 눈이 매우 편안해집니다. 또 어두운 방에서 선향 불이나 휴대전화 램프를 보는 방법도 즉시 효과를 볼 수 있는데, 신기하게도 초점이 바로 맞춰집니다.

요즘 일상생활에서는 거의 안경을 착용하지 않습니다. 컴퓨터나 텔레비전은 아이마스크 핀홀 안경을 쓰고 봅니다. 이렇게 하면 눈이 피로하지 않습니다. 그러나 외출할 때는 남의 눈이 신경 쓰여서 아이마스크를 낄 수 없어서 고민(웃음)입니다.

'하루 6분 시력 회복법'의 지명도가 높아지기를 바랍니다!

이처럼 나에게는 체험담을 담은 수많은 편지가 오고 있다.

"시력이 좋아졌어요!"라는 글을 읽을 때마다 나는 '하루 6분 시력 회복법'의 효과가 거짓이 아니라는 것을 더욱 확신한다.

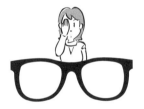

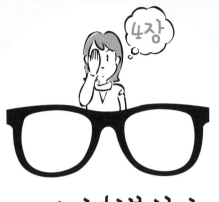

시력 회복법의 가능성

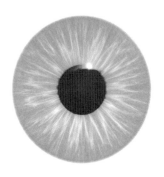

시력 회복에
좋은 음식

시력 회복을 위한 운동 외에 눈에 좋은 음식이나 음료를 섭취하는 습관도 매우 중요하다.

목약(目藥)나무가 눈에 좋다 하여 텔레비전에 방송되기도 하고, 검은깨나 녹황색채소가 눈에 좋다는 얘기도 있다. 녹황색채소나 검은깨는 눈만이 아니라 몸에도 좋으므로 평소에 많이 섭취하자.

목약나무도 간 기능 향상 효과가 있어 평소 섭취하면 건강증진에 도움이 될 것이다. 내 경우 목약나무를 달여서 마셔 보았지만 특별히 눈이 좋아진 것 같지는 않다. 목약나무를 마시는 것을 중단하고 나서 매일 어두운 방에서 한쪽 눈으로 발광 다이오드를 보거나 시력검사 마크를 보기만 해도 시력은 떨어지지 않는다.

녹황색채소, 목약나무, 검은깨 등은 시력 회복을 위해서라기보다 평소 건강증진을 위해 섭취하면 좋을 것이다.

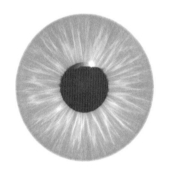

시력의 벽 그리고
시력 회복의 목표

나는 개인마다 다른 '시력의 벽'을 가지고 있다고 생각한다. 그래서 그 벽이 어느 수준인지 명확히 정의할 수는 없다. 나는 운전면허중의 조건을 시력의 벽으로 설정했다.

　운전면허에는 어느 정도의 시력이 필요할까?

　가장 쉬운 것은 원동기가 부착된 자전거와 소형 특수 자동차로, 양쪽 눈을 합쳐 0.5이다. 그러나 일반적으로 많은 사람들은 보통 면허증을 필요로 한다.

　보통면허인 2륜 면허에서는 오른쪽 눈, 왼쪽 눈 중 한쪽 눈이 최소 0.3이어야 하고 양쪽 눈을 합쳐서 0.7이 필요하다. 중형, 대형, 2종이면 오른쪽 눈, 왼쪽 눈 중 한쪽 눈이 0.5, 양쪽 눈을 합쳐서 0.8, 그리고 심시력(두 개 또는 그 이상의 자극이 공간 내에 위치할 때 그 차이를 식별할 수 있는 눈의 능력)이 필요하다. 만약 대형 면허를 소지한 사람의 시력이 한쪽 눈이 0.5지만 양쪽 눈을 합쳐서 0.8이 되지 않으면 아무리 심시력 테스트에 통과했다 해도 '안경 등'이라는 조건이 붙게 된다.

중형, 대형, 2종 할 것 없이 가능하면 안경 없이 운전할 수 있으면 좋다. 그것이 이상적인 상태일 텐데, 나의 '하루 6분 시력 회복법'으로 중형, 대형, 2종 모두 안경 없이 운전할 수 있게 될까? 그것은 개인이 노력하기에 달렸다.

나는 업무상 자동차를 운전할 때는 안경을 착용하더라도 개인적으로 자신의 자동차를 운전할 때는 안경을 착용하지 않아도 될 정도의 시력 회복을 이루는 것이 중요하다고 생각한다.

앞에서 말했듯이 나는 보통면허에서 안경을 착용하지 않아도 되는 것을 시력의 벽으로 삼았다. 다시 말해 시력의 벽은 시력 회복의 목표인 것이다.

나도 시력이 0.1 이하인 0.05 정도에서 회복되어 0.1 정도까지 좋아졌지만, 보통면허의 기준인 한쪽 눈 최소 0.3에는 미치지 못했다. 시력 회복 훈련을 열심히 하면 원동기가 부착된 자전거 면허에 필요한 양쪽 눈을 합쳐서 0.5는 되겠지만, 보통면허에 필요한 한쪽 눈 0.3, 양쪽 눈을 합쳐서 0.7에는 많이 못 미친 것이다.

하지만 '하루 6분 시력 회복법'을 꾸준히 실천한 결과 보통면허에 필요한 양쪽 눈 합쳐 0.7이 불가능한 이야기는 아니었다.

나도 보통면허에서 안경을 착용하지 않아도 될 정도로 좋아질 때까지 무척 노력했다. 0.1 이하인 눈의 시력을 갑자기 0.3이나 0.4로 올리는 것은 힘들지만 꾸준히 훈련만 한다면 불가능한 것이 아니다.

그러한 곤란을 극복하게 해 주는 것이 바로 한쪽 눈으로 보는 '하루 6분 시력 회복법'이다.

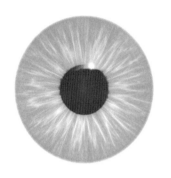

시력 회복은
다이어트보다 쉽다

나는 다이어트와 시력 회복은 약간의 공통점이 있다고 생각한다. 바로 끈기를 필요로 한다는 점이다.

　확실히 시력 회복에도 끈기가 필요하지만, 나는 그런 끈기 있는 시력 회복법을 하루 1회 6분으로 실현시켰다. 하루 1회 6분으로 정해 두면 부담 없이 가볍게 실천할 수 있다.

　다이어트에는 곤약이나 우뭇가사리 등을 먹으면 좋다고 하는데, 군이 곤약이나 우뭇가사리를 챙겨 먹지 않아도 체중계에 자주 올라가 몸무게를 재는 것만으로도 다이어트 효과가 있다고 한다.

　자주 체중계에 올라가면 자신의 몸무게를 의식하고 먹는 것에 신경이 쓰여 자연스럽게 다이어트가 된다고 한다.

　자주 몸무게를 재면 자연스럽게 다이어트가 되듯이 시력검사 마크를 보는 것만으로도 시력이 회복된다.

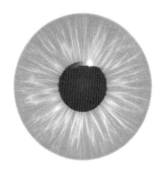

혈자리를 이용한
시력 회복

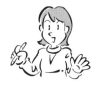

　요가를 통한 시력 회복법이 있다고 한다.

　요가교실에서 하는 시력 회복법은 예컨대 눈이 좋아지는 혈자리를 자극하는 방법 등을 사용한다.

　눈이 좋아지는 혈자리는 귀 뒤쪽에 있다. 그 혈자리를 자극하면 눈이 잘 보이는 경우도 있다. 또한 안구를 상하좌우, 대각선 등으로 움직이면 눈이 확실히 잘 보이기도 한다.

　눈이 잘 보이는 혈자리를 자극하거나 안구 운동을 하는 방법과 내가 고안한 한쪽 눈으로 보는 '하루 6분 시력 회복법' 중 어느 쪽이 더 효과적일까? 아무 것도 하지 않고 혈자리 자극과 안구 운동만 해도 좋을까?

　나는 눈이 좋아지는 혈자리를 자극한 뒤 하루 6분 시력 회복법을 실험삼아 해 보았다. 결과는 하루 6분 시력 회복법을 꾸준히 하면서 혈자리를 자극하거나 안구 운동을 병행했을 때 눈이 좀 더 확실하게 보인다는 것을 확인할 수 있었다.

결론적으로 눈이 좋아지는 혈자리 자극은 '하루 6분 시력 회복법'과 병행할 때 효과가 더 좋다.

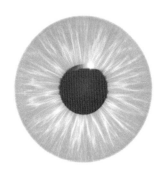

하루 6분 시력
회복법의 가능성

시력 회복에 대해 대부분의 사람들은 '정말로 눈이 좋아질지 어떨지는 잘 모르겠지만 참을성 있게 꾸준히 계속해야 한다'라고 말한다.

나의 '하루 6분 시력 회복법'은 0.1의 시력을 가졌다 해도 지속적으로 시력검사 마크를 보며 훈련하면 빠른 시일 내에 좋은 효과를 얻을 수 있다.

하지만 효과가 빨리 나타난다는 것에 오해하는 사람이 많다. 사람들은 하루 이틀 만에 0.1의 시력을 0.5로 바꾸길 원한다.

나 또한 한쪽 눈으로 훈련하는 방법을 생각한 지 겨우 열흘이 지나 경찰서에 시력검사를 하러 갔었다. 하지만 유감스럽게도 안경을 착용하지 않고 운전해도 좋다는 판정을 받지 못했다. 그러나 좀 더 시간이 흘러 다시 시력검사를 받은 결과, 안경을 쓰지 않고 자동차 운전을 해도 좋다는 판정을 받았다.

한쪽 눈으로 보는 방법을 고안해낸 것은 2007년 5월. 그리고 9개월 후인 2008년 2월에는 양쪽 눈이 모두 0.7로 향상되었다.

앞으로도 하루 6분 시력 회복법으로 꾸준히 노력하면 0.7 이상의 시력으로 좋아지는 것도 불가능한 일은 아니라고 생각한다.

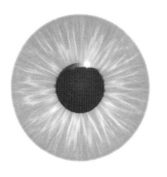

시력 회복 전에 나빠지지
않도록 노력하자

시력은 회복하는 것도 중요하지만 스스로의 노력으로 더 이상 나빠지지 않도록 관리하는 것도 중요하다.

　과거에는 '성인병'이라고 했지만, 요즘은 '생활습관병'이라고 일컬어지는 질환이 있다.

　생활습관병에는 당뇨병, 뇌졸중, 심장병, 고지혈증, 고혈압, 비만 등이 있다.

　생활습관병은 평소에 섭취하는 음식물의 종류, 운동 부족, 스트레스, 흡연, 음주 등 이름 그대로 평소 생활습관이 원인으로 작용하여 생기는 병을 말한다.

　특히 눈은 나빠지지 않도록 미리 신경을 쓰는 것이 중요하다.

　생활습관병에 걸리면 쉽게 치료되지 않는다. 따라서 젊었을 때부터 생활습관병에 걸리지 않도록 주의해야 한다.

근시도 생활습관병이다. 눈이라는 것은 한번 나빠지면 쉽게 원래대로 회복할 수 없다. 그러므로 젊었을 때부터 눈이 나빠지지 않도록 관리하는 것이 좋다.

나는 시력 회복을 하는 도중, 왼손에 건초염이 걸린 쓰라린 경험이 있다. 건초염에 대해 궁금하여 인터넷을 검색해 보았더니 건초염도 생활습관병의 하나라는 것을 알게 되었다. 건초염은 손을 혹사했을 때 생기는 병이다. 근시도 눈을 혹사함으로써 더욱 나빠지기도 한다.

근시는 생활습관병이 아니라 눈의 노화 때문일지도 모르지만, 기본적으로는 눈이 나빠질 수밖에 없는 생활습관이 주요인이라고 생각한다.

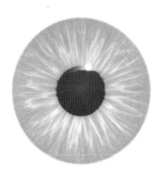

시력 저하와
생활습관병

눈이 나빠지는 생활습관이란 어떤 것일까?

여기서 간단히 설명하고 넘어가겠다.

중학교 때 수업이 시작되기 전, 학급회의 시간에 선생님께서 근시에 대해 말씀해 주신 적이 있다. 선생님은 근시가 되는 것은 눈을 혹사함으로써 멀리 있는 물체가 잘 안 보이게 된 것이라고 말씀하셨다.

근시가 되는 사례로 선생님께서는 다음과 같은 이야기를 해 주셨다.

눈에서 5센티미터 정도 되는 곳에 교과서를 놓고 글자를 읽고 난 다음 먼 곳을 보면 풍경이 뿌옇게 보인다. 그러나 얼마 동안은 풍경이 뿌옇게 보여도 조금 지나면 평소대로 보이게 된다. 이와 같이 빈번히 책을 눈 가까이 놓고 읽으면 먼 곳의 풍경이 뿌옇게 흐려 보이게 된다는 이야기였다.

눈이 나빠진 것은 일상생활 속에서 먼 곳이 뿌옇게 보일 수밖에 없는 행동을 빈번히(습관적으로) 하고 있다는 것을 의미한다.

생활습관병에 걸리면 치료하기 쉽지 않기 때문에 그렇게 되지 않도록 사전에 예방하는 것이 중요하다. 그러나 누구나 알고는 있지만 고쳐지지 않는 것이 솔직한 심정일 것이다.

술, 담배, 도박 등이 나쁘다는 것을 알고 있지만 끊기가 쉽지 않은 것처럼 말이다.

시력의 경우 약간 나빠지면 그 이후는 신경을 써서 더 이상 나빠지지 않도록 노력하는 마음가짐이 중요하다.

나는 시력이 가장 좋지 않았을 때 양쪽 모두 0.05 정도까지 떨어진 적이 있다.

그때 '이대로 눈이 계속 나빠져서 도수 높은 안경을 착용하다가 결국에는 눈이 보이지 않게 되는 것은 아닐까?'라는 괜한 불안에 사로잡히기도 했다. 그래서 모 대학교수가 고안한 시력 회복법을 열심히 따라 해 보았지만 별다른 효과가 없었다. 그래서 나는 궁여지책으로 직접 눈이 좋아지는 방법을 고안해 보자고 생각하기에 이르렀다.

나는 몇 번이고 실패한 사람이라도 좌절하지만 않는다면 '실패를 성공의 기회'로 바꿀 수 있다고 믿는다. 일단 눈이 나빠진 사람이라도 수술이 아니라 내가 제안하는 '하루 6분 시력 회복법'을 실천함으로써 다시 한 번 눈을 좋아지게 할 수 있다.

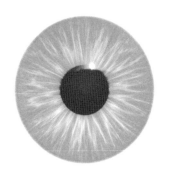

시력 회복과
스와이쇼

여기서는 시력 회복과 건강 장수에 대해 생각해 보자.

　건강을 유지하려면 약 등에 의존하는 것이 이상적이다. 하지만 약이라는 것은 가능하면 먹지 않는 것이 좋다.

　건강을 유지하기 위해서는 약이 아니라 영양가 있는 음식물을 균형 있게 섭취하거나 운동을 하는 등 일상생활을 개선하는 것이 가장 바람직하다.

　예를 들어 앞의 33페이지에서 자세히 설명했다시피 '스와이쇼'라는 손을 흔드는 운동이 있다. 이 운동은 6분 시력 회복법과 병행하면 시력 회복에 도움을 준다. 게다가 스와이쇼를 꾸준히 하면 배변이 원활해지고 혈압이 내려가는 효과를 볼 수 있다.

　나는 시력 회복뿐만 아니라 일상에서 좋은 컨디션을 유지하기 위해 하루 20분 정도는 스와이쇼를 하려고 마음먹고 있다.

또한 스와이쇼만이 아니라 귀 마사지도 매일 하고 있다. 스와이쇼 운동을 하면 몸 전체가 따뜻해진다. 귀 마사지를 하면 머리가 따뜻해진다. 귀에는 전신의 혈자리가 모여 있어 귀를 마사지하는 것은 전신을 자극하는 것이므로 몸에 아주 좋다.

언젠가 읽은 건강 관련 잡지에 96세 남성에 관한 글이 실려 있었는데, 그는 죽기 직전까지도 활력이 넘쳤다고 한다. 그 남성은 매일 스와이쇼를 했다고 한다.

귀 마사지에 대해서도 건강 관련 잡지에 실려 있었는데, 103세까지 산 어느 여성이 매일 귀 마사지를 하여 장수를 누릴 수 있었다고 한다.

이렇듯 스와이쇼 운동은 건강을 유지하는 데 좋은 효과를 주며 더불어 노안을 개선시키는 데도 어느 정도 도움을 준다. 매일 잠깐씩 짬을 내어 하는 운동이나 몸에 좋다는 것을 함으로써 건강을 유지할 수 있다면 그보다 좋은 방법은 없을 것이다.

시력 회복도 '하루 6분 시력 회복법'처럼 매일 잠깐씩 하는 것만으로 0.7 이상의 시력을 유지할 수 있다면 그것으로 충분히 만족할 수 있다고 생각한다.

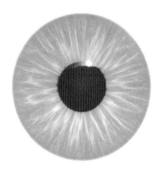

건강 유지도 매일
반복하는 것이 중요

얼마 전 텔레비전에서 40세 이상의 성인 3명 중 1명은 당뇨병 또는 당뇨병 예비군이라는 내용을 보았다. 1950년대 무렵만 해도 연구를 위해 당뇨병 환자를 찾으려고 해도 좀처럼 발견하지 못해 애를 먹었다.

　생활습관병이라 해도 자각 증상이 즉시 나타나면 다행이지만, 고혈압 등의 경우에는 병원에 가서 측정했을 때 비로소 자신의 혈압이 높다는 것을 알게 된다. 당뇨병도 마찬가지다. 평소 건강진단을 하지 않은 채 살다가 어느 날 갑자기 한쪽 눈이 보이지 않아 검사해 보니 당뇨병이었다는 사례도 있다.

　일본 속담 중에 "달인이 1등, 부자는 2등"이라는 말이 있다. 돈만 많이 번다고 해서 건강을 유지할 수 있는 것이 아니다. 건강을 유지하려면 의식해서 운동을 하고, 식사량은 80% 정도로 억제하고, 음식물의 균형을 유지하고, 과음하지 말고, 금연을 하는 등 구체적인 행동이 필요하다.

시력도 마찬가지다. 아무것도 하지 않고 안경이나 콘택트렌즈에 의존하면 시력은 점점 나빠질 것이다. 건강도 의식하지 않으면 유지할 수 없는 것처럼 시력도 의식하지 않으면 나빠지는 것이 현실이다.

하루에 만 보씩 걷는 것이 건강에 도움이 된다고 하는데, 만 보를 걸으려면 1시간 40분이라는 시간이 필요하다. 직업을 갖고 있는 사람 중에 이 정도의 시간적인 여유가 있는 사람은 많지 않을 것이다.

나의 시력 회복법은 하루에 단 6분이면 충분하다. 하루 6분 시간을 들여 시력 회복 훈련을 함으로써 0.7 이상의 시력을 유지할 수 있다. 생활습관병에 걸리지 않도록 신경 써서 생활하는 것과 마찬가지로 일정한 시력을 유지하고 눈을 건강하게 하려면 매일 신경 써서 생활해야 한다.

시력의 경우는 하루 1회 6분이면 충분하므로 나는 매일 6분씩 시간을 내어 시력 회복법을 실천하고 있다.

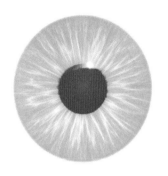

달인이 1등,
부자는 2등

나는 "생활습관병이든 근시든 노력 여하에 달렸다"라고 말하고
싶다.

　나는 13년 넘게 시력 회복법에 대해 연구해 왔다. 생활습관병도
그것에 대해 다루는 텔레비전 프로그램 등을 보고 평소 음식에 신
경을 쓰거나 어떤 운동을 하면 좋을지 스스로 연구하여 직접 해
보고 있다.

　앞에서도 말했지만 "달인이 1등, 부자는 2등"이다. 돈이 아무리
많아도 생활습관병에 걸리면 행복하다고 할 수 없다.

　나는 건강 유지를 위해, 그리고 생활습관병에 걸리지 않기 위해
하루 1시간 반 운동을 하고, 하루 6분 시력 회복 훈련을 꾸준히
계속해 나가고 있다. 운동할 때는 만보기를 갖고 다니면서 하루
에 반드시 만 보 이상을 걸으려고 노력한다.

또한 정기적으로 건강검진을 하여 혈압이나 혈당 수치를 체크하며, 평소 식생활과 운동 습관에도 유의하여 규칙적으로 생활하고 있다.

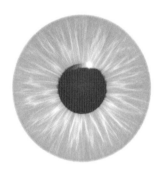

안경과 콘택트렌즈에 관한 상식은 참? 거짓?

이쯤에서 안경과 콘택트렌즈에 대한 나의 생각을 짚고 넘어가고
자 한다.

　대부분 사람은 안경에 대해 잘못된 상식을 갖고 있다.

　'눈이 나쁜데 안경을 쓰지 않으면 눈이 더욱 나빠질 것이다.'

　'눈에 맞지 않는 도수가 낮은 안경을 쓰면 눈이 더욱 나빠질 것
이다.'

　'안경을 썼다가 뺐다가 하면 눈이 더욱 나빠질 것이다.'

　과연 이것이 사실일까?

　예를 들어 눈이 나쁜 사람이 교정시력이 1.0인 안경을 늘 착용하
면 눈이 점점 좋아져 안경을 쓸 필요가 없게 될까? 아니면 그 상태

로 더 이상 눈이 나빠지지 않을까?

보통 사람들은 1.0으로 보이는 안경을 늘 착용하면 눈이 더욱 나빠져 도수 높은 안경으로 바꾸지 않으면 안 된다. 그것이 현실이 아닐까 생각한다.

'눈이 나쁜데 안경을 쓰지 않으면 눈이 더욱 나빠질 것이다', '눈에 맞지 않는 도수가 낮은 안경을 쓰면 눈이 더욱 나빠질 것이다', '안경을 썼다가 벗었다가 하면 눈이 더욱 나빠질 것이다' 등……. 이는 안경점을 운영하는 사람들이 안경을 많이 팔기 위해 하는 말이라고 생각하면 될 것 같다.

안경점을 운영하는 사람들은 가능하면 안경을 많이 팔려고 시력이 1.0 이하로 나오면 무조건 안경을 써야 한다고 권한다. 그리고 안경을 썼다가 벗었다가 하지 않고 교정시력이 1.0인 안경을 늘 착용하고 생활하면 시력이 급속도로 나빠지기 때문에 또다시 안경을 팔 수 있게 된다.

안경을 착용하면 눈은 점점 더 나빠진다.

시력이 1.0인 초등학생이 있었다.

교사는 학생에게 "시력이 1.2가 안 되면 정상이 아니다. 그러니 안경을 쓰도록 해"라고 말했다. 학생은 "칠판 글씨도 잘 보이고 안경 같은 건 쓰고 싶지 않아요"라고 주장하지만, 교사가 "반드시 안경을 쓰도록 해"라고 강력히 지시하는 바람에 안경을 착용했더니 시력이 0.1 정도까지 떨어져 버렸다는 이야기가 있다.

또 NHK-TV에서 이런 실험을 했다. 병아리는 모두 1.2 이상의 시력을 갖고 있는데, 근시 안경을 1주일간 씌워 놓았더니 병아리들이 모두 근시가 되어 버렸다는 결과가 나왔다.

다시 말해 안경을 착용하지 않으면 눈이 나빠진다거나, 눈에 맞지 않는 도수가 낮은 안경을 착용하면 눈이 더욱 나빠진다거나, 안경을 썼다가 벗었다가 하면 눈이 더욱 나빠진다는 것은 어디까지나 안경을 하나라도 더 팔기 위한 안경점의 얄팍한 술수에 지나지 않는다.

이미 눈이 나빠진 뒤에는 쉽게 좋아지지 않는다. 안경을 착용하면 그 즉시 모든 게 잘 보이니 안경은 고마운 존재라고 생각하기 쉽다. 또 과거에는 안경이 귀중품에 속해서 안경을 착용하고 있으면 왠지 근사해 보이고, 윗사람 앞에서는 안경을 벗는 것을 예의라고 생각한 때도 있었다. 또 옛날에는 귀족이나 양반들에게 오목렌즈 안경 등을 바침으로 해서 안경은 매우 귀한 진상품으로 여겨졌다.

안경을 쓰고 있으면 왠지 멋져 보일 수도 있다. 하지만 정말 눈이 나빠서 안경을 써야만 하는 상황이라면 안경에 의지할 수밖에 없으므로 누구나 불편함을 느낄 것이다. 가능하다면 안경을 착용하지 않는 것을 목표로 하는 것이 좋다고 생각한다.

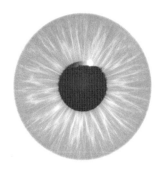

안경은 필요할 때만
착용하자

늘 안경을 착용하면 눈이 점점 나빠지므로 안경은 가능하면 착용하지 않도록 한다.

나의 시력 회복법은 하루 6분 훈련을 함으로써 보통면허에서 안경을 착용하지 않아도 좋은 "한쪽 눈 0.7 또는 그 이상을 목표로 한다"는 것이다.

안경을 계속 착용하고 있으면 신체는 그것을 마치 자신의 일부로 여겨 안경 착용을 당연하게 받아들인다. 그래서 안경을 착용하지 않고 사물을 보면 답답하여 안경을 찾아서 착용하게 된다.

이러한 습관을 버리고 안경을 착용하지 않는 생활을 목표로 해보자.

눈이 나쁘면 안경을 착용해야 한다는 것은 절대적인 공식이 아니다. 사실 나도 눈이 나빠져서 안경을 착용했다가 시력이 0.05까지 떨어져 버렸다. 하루 6분 시력 회복법을 계속함으로써 안경을 착용하지 않고 생활하는 것을 목표로 하는 것이 중요하다.

그러나 눈은 쉽게 좋아지지 않으므로 안경을 반드시 착용해야 하는 경우도 있다.

시력이 0.1 이하인 사람은 안경을 착용하지 않으면 생활하기가 어렵지만, 교정시력이 1.0인 안경이 아니라 도수가 좀 더 약한 안경을 착용하는 것이 좋다. 그런 다음 더 이상 눈이 나빠지지 않도록 나의 하루 6분 시력 회복법을 매일 실천하면 된다.

시력이 0.1 정도가 되었다면 평소에는 안경을 착용하지 말고 필요할 때만 안경을 쓰도록 한다. 면허 조건에 '안경 등'이라는 것이 붙어 있으면 자동차를 운전할 때는 반드시 안경을 쓰도록 한다. 다만 나의 '하루 6분 시력 회복법'을 매일 실천하면 머지않아 보통 면허임에도 안경을 쓰지 않아도 된다는 이야기를 듣게 될 것이다.

자동차 운전을 할 때 안경을 착용하지 않아도 된다고 해도 아직 자신이 없다면 안경을 착용하고 운전해도 좋다. 자신이 없는 경우란 야간운전이나 초행길을 운전할 때일 것이다.

또한 강연회나 글자를 정확히 읽어야 할 경우는 안경을 착용하는 것이 좋다. 나는 장례식장에 갈 때는 어떤 사람들이 조문을 오는지 보기 위해 안경을 가져간다.

그러나 나는 스스로 고안한 하루 6분 시력 회복법을 매일 실천하면서 그런 경우에도 안경 없이 생활하는 데 그다지 불편함을 느끼지 못하고 있다.

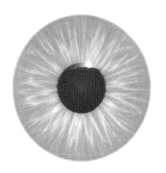

술은
백약의 으뜸?

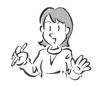

약에는 상약(上藥), 중약(中藥), 하약(下藥)이 있다.

하약이란 상태가 나빠졌을 때 복용하면 좋아지지만, 장기간 복용하면 몸에 해를 끼친다. 그리고 건강증진에 효과가 있는 것은 중약이며, 장수하게 해 주는 약은 상약으로 분류된다.

감기약 같은 것은 하약으로 봐도 무방할 것이다. 또 위장약이나 두통약 등도 하약으로 그 증상을 치유할 수 있다.

그러나 감기약이나 위장약 등을 장기간 복용하면 점차 몸이 약해진다.

시력과 안경의 관계도 이와 마찬가지라고 할 수 있다.

안경을 착용하면 그 즉시 먼 곳에 있는 사물도 잘 보이게 된다. 그런데 안경을 계속 착용하고 있으면 시력은 점점 더 떨어진다. 안경은 한방으로 말하면 하약에 해당한다.

그렇다면 장수에 도움을 주는 상약이란 무엇일까?

장수에 도움을 주는 약 중 하나는 술이다. 술은 '백약의 으뜸'이라는 말이 있는데, 술을 들이붓듯이 마시는 사람은 모두 50세 전후에 죽는 것으로 알려져 있다. 술은 지나치게 마시면 독이 되지만, 소량만 마시면 건강을 증진시키며 장수하게 해 준다.

소량의 술이 장수에 도움이 된다는 것은 사실일까?

아는 분 중에 100살이 넘었는데도 아직 왕성하게 농사를 짓고 있는 분이 있다. 직접 만나서 얘기를 들어 보니 담배는 피우지 않지만, 술은 청주로 매일 100cc 정도만 마시고 있다고 한다.

식사는 80퍼센트 정도로 억제하고, 다양한 음식을 골고루 섭취한다고도 덧붙였다. 그리고 아침 일찍 일어나 매일 규칙적인 생활을 하고 있다. 특별한 운동은 하고 있지 않다. 무엇보다 농사일 자체가 운동이 되고 있기 때문이다.

직업별로 보면 농업에 종사하는 사람이 가장 장수한다고 한다.

100살의 나이로 농사를 짓고 있다고 해도 몸에 좋다는 지극히 상식적인 일을 계속하고 있을 뿐이며, 청주를 매일 100cc 정도 마시는 것이 장수의 비결이라고 생각한다. 100cc라면 작은 우유팩 절반 정도의 양인데, 그 정도 양의 술은 오히려 건강 장수에 약이 되는 것이 아닐까 생각한다.

확실히 100살 정도까지 산 사람들의 이야기를 들어 보면 평소 소량의 술을 마신다는 사람이 아주 많다. 70세를 약간 넘긴 어느 여성과 이야기를 나누었는데, 그분의 어머니는 99세까지 사셨는데 매일 술을 조금씩 마셨다고 한다. 그분의 오빠는 78세에 세상을 떠났는데, 오빠는 술을 입에도 대지 않았다고 한다.

텔레비전에 나온 어느 여성은 "제 어머니는 올해 백수(99세)이신데, 매일 맥주를 한 컵씩 마시는 것을 유일한 낙으로 삼고 사세요"라고 말했다. 그러고 보니 1995년까지 세계 최장수 기록을 갖고 있던 이즈미 지게치요(1986년 120세 237일을 일기로 사망) 할머니도 매일 소주를 소량 마셨다고 한다.

장수하게 해 주는 아주 값비싼 약도 있겠지만, 누구라도 손쉽게 사먹을 수 있는 술이 장수의 묘약이 아닐까 생각한다. 언젠가 책에서 읽은 기억이 나는데, 옛날 중국의 어느 신선이 "술은 불로장수의 약이다"라고 했다던가.

안경을 항상 착용하고 있으면 눈은 점점 더 나빠질 뿐이다. 병이 걸렸을 때 먹는 약은 장기간 복용하면 몸에 해가 된다. 나이를 먹고 나서도 계속 안경을 쓰지 않고 눈도 몸도 건강하게 생활할 수 있다면 그보다 좋은 일은 없을 것이다.

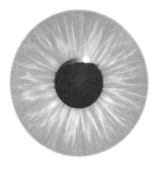

시력은 빛이다

눈을 나빠지게 하는 것에 대해 생각해 보자.

이것을 돈에 비유해 보면 쉽게 이해할 수 있다.

시력 회복을 돈에 비유하면 눈이 나쁜 사람은 빚을 지고 있는 상태라고 할 수 있다. 빚이 있는 사람은 어떻게 하면 좋을까? 수입 범위 내에서 검소하게 생활하고 조금씩이라도 빚을 갚아 나가면 언젠가는 빚이 없어질 것이다.

시력도 마찬가지다.

눈이 나쁜 사람도 눈이 나빠지게 하는 생활습관을 버리고 조금씩이라도 시력 회복을 위해 노력하면 눈은 좋아진다.

다시 말해 안 좋은 생활습관을 바꾸어 나가는 것이 중요하다는 것이다.

돈뿐 아니라 다이어트도 마찬가지라고 할 수 있다. 많이 먹기 때문에 살이 찌는 것이므로 먹는 양을 줄이면 살이 빠진다는 것은 누구나 알고 있다. 하지만 70~80퍼센트만 먹으면 좋다는 것을 알면서도 실천하기는 너무도 어렵다.

시력 회복도 '하루 6분 시력 회복법'을 매일 끈기 있게 계속해 나갈 수 있을지 어떨지에 달려 있다. 하지만 다른 복잡한 시력 회복법들에 비해 시간도 짧고 돈도 들지 않기 때문에 안 할 이유가 없지 않을까?

필요한 것은 본인의 의지뿐이다. 이것이 나의 시력 회복법의 기본적인 생각이다.

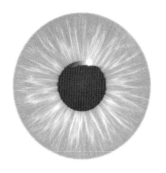

현대인과
시력 저하

시력이 저하되는 이유에 대한 나의 생각을 정리해 보겠다.

일반 상식과 나의 견해에는 약간의 차이가 있다.

① 텔레비전과 컴퓨터

텔레비전을 장시간 시청하거나 컴퓨터를 사용하면 시력이 떨어진다.

어느 시력 회복 책에는 눈을 나빠지게 하지 않으려면 컴퓨터를 사용하지 말라고 쓰여 있다.

확실히 20살 이전에는 눈이 나쁘지 않았는데 컴퓨터를 사용하고 나서부터 눈이 나빠졌다는 사람도 있다.

시력이 나빠지지 않게 하려면 컴퓨터 등을 사용하지 않는 것도 한 가지 방법일 수는 있다. 컴퓨터를 군이 사용하지 않아도 되는 사람이라면 이 방법이 어렵지 않을 것이다.

하지만 요즘 같은 시대에 컴퓨터를 사용하지 않고는 생활할 수 없는 사람도 많다.

그렇다면 어떻게 해야 할까?

컴퓨터 사용으로 인해 눈이 나빠지지 않게 하려면 '구멍 뚫린 안경(핀홀안경)'을 사용하는 것도 한 가지 방법이라고 생각한다.

핀홀안경은 구멍이 다섯 개 뚫려 있는 것도 있고, 구멍 수가 많은 것 등 여러 가지 종류가 있다. 구멍이 다섯 개 뚫려 있는 것이 2만 원 정도이고, 구멍이 많이 뚫려 있는 것은 15만 원 정도 하며 영구적으로 사용할 수 있다.

눈부신 것을 계속 보면 눈이 나빠지는데, 핀홀안경은 눈에 들어오는 빛의 양을 현격히 낮춰 준다.

핀홀안경 대신 눈을 보호해 주는 선글라스를 사용하는 방법도 있다. 눈에 먼지 등이 들어가지 않으며 눈부신 빛으로부터 눈을 보호할 때 선글라스를 사용한다. 선글라스를 사용하면 눈에 들어오는 빛의 양을 크게 줄여주므로 눈을 보호할 수 있다.

텔레비전을 보거나 컴퓨터를 사용할 때 핀홀안경을 착용하면 눈에 들어오는 빛의 양을 줄여주는 효과와 더불어 일반 안경처럼 먼 곳에 있는 사물이 뚜렷이 보이기도 한다.

나도 매일 컴퓨터를 사용해야 하므로 핀홀안경을 착용한다. 그리고 일이 끝나면 하루 6분 시력 회복 훈련을 한다. 이렇게 하면 절대 시력이 떨어지지 않는다.

② 휴대전화

요즘은 휴대전화를 갖고 있지 않은 사람이 거의 없다.

하지만 휴대전화는 눈을 나쁘게 하는 원인 중 하나이다. 휴대전화 화면을 자주 들여다보는 바람에 눈이 나빠졌다는 사람도 심심치 않게 있다.

텔레비전이나 컴퓨터라면 핀홀안경을 착용하면 되지만, 휴대전화를 사용할 때는 핀홀안경이 불편하다.

휴대전화 화면으로 인해 눈이 나빠지지 않게 하려면 휴대전화를 눈에서 35센티미터 정도 떨어뜨려 보는 것이 좋다.

휴대전화에서는 강한 전자파가 방출된다. 휴대전화로 통화할 때 라디오나 CD를 듣고 있으면 잡음이 발생한다. 이는 휴대전화에서 나오는 강한 전자파 때문이다.

컴퓨터를 많이 사용하면 눈이 나빠지므로 가능하면 사용하는 것을 자제하라는 것과 마찬가지로 휴대전화도 강한 전자파가 방출되므로 가급적이면 사용하지 않는 것이 좋다고 하면 그만이다. 하지만 휴대전화가 없으면 불편해서 견딜 수 없다.

휴대전화도 가능하면 사용 횟수를 줄이고 필요할 때만 최소한 사용하도록 하는 것이 중요하다.

③ 독서

시력은 책을 읽는 자체로도 물론 나빠지지만, 특히 책과 눈 사이의 거리가 가까운 경우에 눈이 더 나빠진다.

중학생 시절, 학급회의에서 '근시'를 주제로 토론한 적이 있다.

선생님은 책을 눈과 5센티미터 거리에 두고 읽으면 멀리 있는 사물이 잘 보이지 않게 된다고 말씀하셨다. 그러나 나는 멀리 있는 사물이 잘 보이지 않아도 얼마 정도 시간이 흐르면 평소처럼 보이니까 큰 문제는 없다고 생각했다. 하지만 책을 5센티미터 정도로 가까이 두고 읽는 것이 습관화되면 이윽고 멀리 있는 사물이 보이지 않게 된다는 것이 선생님의 말씀이었다. 선생님 말씀은 사실이었다.

책을 읽을 때는 책에서 35센티미터 정도 떨어져서 읽도록 한다. 장시간 책을 읽을 때는 이따금 책에서 눈을 떼어 먼 곳을 바라보는 것이 좋다. 35센티미터 정도 떨어져서 읽으면 대개 시력이 나빠지는 것을 방지할 수 있다. 앞으로는 책을 읽을 때 직사광선이 비쳐들지 않는 곳에서 읽도록 하자. 눈부신 빛은 눈에 해로우며 책에 직사광선이 쪼이는 상태에서 읽으면 눈이 나빠진다.

④ 폭음과 밤샘

앞에서도 설명한 대로 100살의 나이에도 농사일을 하는 할아버지는 담배를 피우지는 않았지만 술은 하루에 청주 100cc, 식사는 80퍼센트 정도, 일찍 자고 일찍 일어나는 규칙적인 생활을 하고 있었다. 건강하게 오래 살려면 무리하지 않을 것, 무슨 일이든 적당히 하는 것이 중요하다.

오래전에 점술가에게 운세를 본 적이 있다. 그 점술가의 말에 의하면 "폭음이나 폭식을 하면 오래 살 수 없다"는 것이었다. 당연한 말이지만 건강하게 오래 살려면 폭음, 폭식을 하거나 밤늦게까지 깨어 있지 말아야 한다.

과음하거나 밤샘을 하면 자기 몸의 약한 부분에 뭔가 이상이 생긴다. 회사에 다니던 무렵 야근을 일삼을 때면 머리를 감을 때마다 머리카락이 많이 빠지기도 했다.

몸에 무리가 가는 생활을 하면 우리의 소중한 눈에도 문제가 발생한다. 가능하면 밤샘을 하지 않도록 할 것, 알코올은 도를 넘지 않게 마실 것. 이 두 가지를 반드시 명심해야 한다.

⑤ 어두운 곳에서의 독서

앞에서도 언급했지만 눈이 나쁜데 안경을 착용하지 않으면 눈이 더욱 나빠진다, 눈에 맞지 않는 도수가 낮은 안경을 쓰면 눈이 더욱 나빠진다, 안경을 썼다 벗었다 하면 눈이 더욱 나빠진다는 것은 시력에 관한 잘못된 상식이다.

마찬가지로 '어두운 곳에서 책을 읽으면 눈이 나빠진다'는 것도 사실은 눈에 관련된 잘못된 상식이다.

어두운 곳에서 책을 읽어도 눈은 나빠지지 않는다.

나는 시력 회복 방법을 연구하던 중에 어두운 곳에서 선향 불빛을 보면 눈이 좋아지거나 저녁에 어슴푸레해질 무렵 수도꼭지에서 떨어지는 물방울을 보면 눈이 좋아진다는 것을 알고 꾸준히 실천했다.

결과는 예상대로였다.

또한 어두운 곳에서 책을 읽어도 눈은 나빠지지 않으며, 오히려 어두운 곳에서 책을 읽으면 눈이 좋아지는 것을 알게 되었다.

어두운 곳에서 책을 읽으면 눈이 나빠진다는 것은 어두워서 잘 보이지 않으므로 책을 눈 가까이 가져가서 읽게 되어 그런 말이 나온 것이라고 생각한다.

어두운 곳이라도 책과 눈 사이의 거리를 35센티미터 정도 떨어뜨려서 읽으면 눈은 나빠지지 않는다.

⑥ 전철 안에서의 독서

달리는 전철 안에서 책을 읽으면 눈이 나빠진다고 한다. 전철 안에서 책을 읽으면 정말 눈이 나빠질까?

나도 전철 안에서 자주 책을 읽는데, 눈은 나빠지지 않았다.

달리는 전철은 흔들리므로 그런 상황에서 책을 읽으면 눈이 나빠질 것이라고 생각할 수 있는데, 흔들리는 곳에서 책을 읽어도 눈은 나빠지지 않는다.

다만 전철 안 햇빛이 비치는 곳에서 책을 읽으면 눈이 나빠진다. 전철 안에서 눈이 나빠지지 않게 책을 읽으려면 햇빛이 들지 않는 곳에서 읽거나 선 채로 읽도록 한다.

전철로 매일 통근이나 통학하는 사람에게 매일 한 시간 정도 책을 읽는 것은 사실 엄청난 독서량이다. 전철 안에서 책을 읽을 경우 직사광선이 들지 않는 곳에서 읽는 것이 중요하다.

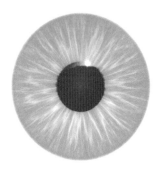

눈이 좋아지려면 끈기와
마음가짐이 중요

눈이 좋아지려면 가능한 안경을 착용하지 않는 습관을 들여야 한다. 그리고 '하루 6분 시력 회복법'을 꾸준히 실천해야 한다.

　"인간은 과거에 생각한 것이 그대로 지금의 상태를 만든 것이며 지금 생각하는 것이 그대로 미래가 된다"는 말은 정신분석학 책에서 자주 나온다.

　뚱뚱한 사람 중에는 이왕 이렇게 쪄 버린 거 먹고 싶은 걸 마음껏 먹고 싶다고 하는 사람이 있는 반면 살을 빼고 싶기 때문에 먹는 양에 신경을 써서 살이 찌지 않으려고 노력하는 사람도 있다.

　눈이 나쁘지 않은 사람은 타고난 체질인지도 모르지만, 평소 '눈이 나빠지고 싶지 않다'는 생각을 계속 하는 것이 눈이 나빠지지 않는 비결일지도 모른다.

　일단 눈이 나빠진 사람도 '안경을 착용하지 않고 살아갈 수 있으면 좋겠다'는 생각을 하면서 평소 눈이 나빠지는 일을 하지 않으려고 노력하면 된다.

다이어트를 하는 것과 눈을 좋아지게 하는 것의 차이점은 살을 빼는 것은 먹는 양을 줄이면 가능하지만, 눈을 좋아지게 하는 방법은 그리 간단하지 않다는 것이다. 하지만 우리는 이 책을 통해 쉽고 편하게 시력 회복을 할 수 있는 방법을 배웠다.

'하루 6분 시력 회복법'을 실천할 마음가짐과 끈기만 있으면 시력을 향상시킬 수 있다.

눈을 좋아지게 하려면 조금은 불편하더라도 안경을 착용하지 않고 생활할 수 있다는 의지를 갖고 눈이 나빠지는 일은 하지 말아야 한다. 그리고 시력 향상을 위해 하루 6분 시력 회복법을 매일 실천하는 것이 전부일 것이다.

13년 6개월의 연구가
드디어 결실을 맺다

나는 전 작품인 《윙크 시력 회복법》을 발간한 후 좀 더 개선된 책을 내고자 연구했다.

그렇게 고민하던 중 방식을 약간 바꾸어 여러 가지를 시도해 보기로 했다.

아는 분 가운데 51세의 한 남성은 시력이 0.01 정도인데, 전화로 들어 보니 밤에 전등을 끄고 전기기구 램프를 20초 정도 눈을 바꾸지 않은 채 2~3분간 계속 보았다고 한다.

순간 '바로 이거다!'라고 생각했다. 한쪽 눈으로 보는 것이 핵심이었던 것이다. 윙크하는 것은 눈이 금방 피로해지므로 20초 정도

밖에 계속할 수 없다는 단점이 있다. 하지만 한쪽 눈을 손으로 가리는 것은 3분간 지속하기 쉽다.

시력 회복 연구를 시작하고 나서 '한쪽 눈 3분'이라는 것을 알아차리는 데 13년 6개월이 걸린 셈이다.

나의 시력 회복 연구도 처음에는 이미지로 눈을 좋아지게 하는 방법, 어두운 곳에서 빛의 점을 보는 방법, 핀홀에 의한 방법, 양손을 흔드는 방법으로 발전하였다. 그리고 한쪽 눈으로 보는 방법을 생각해내고 나서 2년 6개월이 흘렀다.

나의 시력 회복 연구는 앞으로도 계속될 것이다.

마지막으로 이 책을 출판하는 데 애써 주신 출판사 관계자 분 및 감수자 분께 감사드리며 체험담을 보내 주신 독자 여러분께도 감사의 인사를 드리고 싶다.

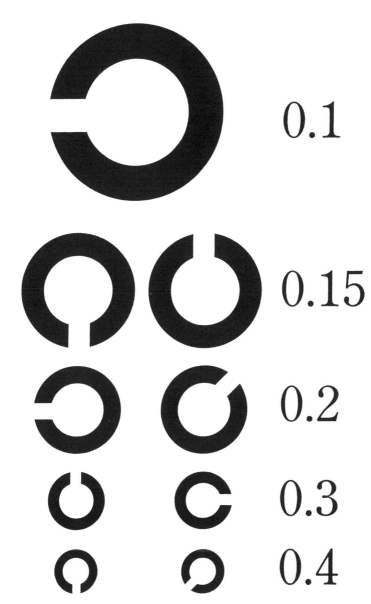

0.1

0.15

0.2

0.3

0.4

C	**Ɔ**	0.5
C	**Ɔ**	0.6
O	**C**	0.7
Ɔ	**Q**	0.8
C	**Q**	0.9
O	**O**	1.0
ɔ	**O**	1.2

하루 6분
시력 회복법

초판 1쇄 발행·2014년 8월 29일
초판 3쇄 발행·2015년 3월 16일

지은이·가미에 야스히로
옮긴이·정난진
펴낸이·이종문(李從聞)
펴낸곳·국일미디어

등록·제406-2005-000025호
주소·경기도 파주시 교하읍 문발리 파주출판문화정보산업단지 507-9
영업부·Tel 031)955-6050 | Fax 031)955-6051
편집부·Tel 031)955-6070 | Fax 031)955-6071

평생전화번호·0502-237-9101~3

홈페이지 : www.ekugil.com(한글인터넷주소·국일미디어, 국일출판사)
E-mail : kugil@ekugil.com

값은 표지 뒷면에 표기되어 있습니다.
잘못된 책은 바꾸어 드립니다.

ISBN 978-89-7425-613-5 (03510)